AF502859

ÉTUDE

SUR LES

PLAIES DES OUVRIERS EN BOIS

(présentée à la *Société de Chirurgie de Paris* le 25 avril 1883)

PAR LE Dr FR. GUERMONPREZ,

Membre de la Société des Sciences médicales de Lille,
Membre correspondant de la Société de Thérapeutique de Paris,
des Sociétés de Médecine de Bordeaux, Lyon et Toulouse,
et de l'Académie de Médecine et de Pharmacie de Barcelone.

AVEC FIGURES.

PARIS,
LIBRAIRIE J.-B. BAILLIÈRE ET FILS,
rue Hautefeuille, 19.

LILLE,
LIBRAIRIE BERGÈS,
rue Royale, 2.

1883.

DU MÊME AUTEUR :

Sur la réparation des parties molles et du squelette dix-huit ans après la perte de tout le corps du maxillaire inférieur. (*Soc. centr. de Méd. du Nord de la France*, sept. 1872.)

Réduction d'une hernie crurale plusieurs heures après deux lavements d'eau de Seltz (*Gaz. des hôp.*, 16 nov. 1878).

Sur la pustule maligne en Flandre (*Journal des Sc. méd. de Lille*, fév. 1879).

Contribution à l'étude de la myosite (*Ibidem*, 1879, et Paris 1880).

Observation sur l'application de plaques métalliques sur un ulcère douloureux de la jambe (*Soc. des Sc. méd. de Lille*, 1879).

Observations sur la pourriture d'hôpital et la diphthérie pharyngienne, toutes deux mortelles et développées simultanément dans deux foyers en communication médiate (*Ibidem*).

Fractures incomplètes et incurvation des os de l'avant-bras (*Ibidem*).

Traitement des fractures des métacarpiens par l'attelle de zinc (*Ibid.* 1880).

Fracture du rocher, guérison ; nouvel accident, seconde guérison (*Ibidem*).

Synovite tendineuse aiguë des fléchisseurs de la main ; traitement sans débridement ; guérison (*Soc. des Sc. méd. de Lille*, 1881).

Luxation probable du pouce en avant (*Ibidem*).

Luxation du pouce en arrière ; réduction par rotation dans l'extension (*Ibid.*)

Dépression du crâne du nouveau-né (*Ibidem*).

Ankylose tardive après les fractures du coude (*Ibidem*).

Des pulvérisations phéniquées pour affaiblir la sensibilité et supprimer la douleur du traumatisme (*Ibidem* et *Thérap. contemp.*, 1881.)

Fracture du grand os (*Lecture à la Soc. de Chirurgie de Paris*).

Accidents après l'opération d'une hernie crurale étranglée chez une femme de 70 ans ; — guérison (*Soc. des Sc. méd. de Lille*, 15 mars 1882).

Étude sur la réduction des luxations du pouce en arrière au moyen des manœuvres de douceur (*Journal des Sciences médicales de Lille* et *Union médicale*, 1882. *Thérapeutique contemp.*, 1882).

Etude sur la dépression du crâne pendant la seconde enfance (*Arch. gén. de méd.*, août 1882, et *J. des Sc. méd. de Lille*).

Note sur le traitement de la pseudarthrose du tibia (*Bull. de l'Acad. royale de médecine de Belgique*, juillet 1883).

Note sur un cas de cysticerque du sein (*Soc. des Sc. méd. de Lyon*).

ÉTUDE

SUR LES

PLAIES DES OUVRIERS EN BOIS

(présentée à la *Société de Chirurgie de Paris* le 25 avril 1883)

PAR LE Dr FR. GUERMONPREZ,

Membre de la Société des Sciences médicales de Lille,
Membre correspondant de la Société de Thérapeutique de Paris,
des Sociétés de Médecine de Bordeaux, Lyon et Toulouse,
et de l'Académie de Médecine et de Pharmacie de Barcelone.

AVEC FIGURES.

PARIS,
LIBRAIRIE J.-B. BAILLIÈRE ET FILS,
rue Hautefeuille, 19.

LILLE,
LIBRAIRIE BERGÈ,
rue Royale, 2.

1883.

ÉTUDE

SUR LES

PLAIES DES OUVRIERS EN BOIS.

Les plaies ne sont pas rares chez les charpentiers, charrons, menuisiers, ébénistes. « Nulle part, écrit M. Alex. Layet, nulle part nous ne trouvons un chiffre aussi considérable de plaies contuses et de contusions. (1) »

On pourrait dire qu'il en est presque de même des plaies par instrument tranchant et encore de certaines plaies par instrument piquant.

La note actuelle ne saurait comprendre une étude complète de ces traumatismes. Nous voulons la limiter à certaines plaies, qui, sans être spéciales, n'ont guère d'analogues dans les autres professions.

Les engins industriels de nos jours impriment, en effet, un certain cachet, qui n'est pas sans intérêt.

Là comme ailleurs, la conduite du chirurgien mérite d'être justifiée et les résultats sont bons à comparer et à juger, surtout lorsqu'un long temps les a rendus définitifs.

---

(1) Alexandre Layet. *Hygiène des professions et des industries.* Paris, 1875, p. 201.

Si, dans cette étude, nous invoquons des observations personnelles ou du moins inédites beaucoup plus que les appréciations des maîtres, qui nous on précédé, c'est bien moins pour oublier la haute valeur de celles-ci que pour inviter nos confrères à produire aussi celles-là.

Certains progrès de l'industrie sont nouveaux. Leurs inconvénients comme leurs avantages le sont aussi.

Il est donc utile de publier des faits nouveaux.

I.

Plaies par instrument piquant.

Eliminons tout d'abord les plaies par instrument piquant, dont l'intérêt est assez médiocre.

Dans les ateliers des chemins de fer, on confie à des ouvriers spéciaux les wagons qui ne sont plus réparables. Ces « démolisseurs », — tel est leur nom, — ne peuvent accomplir leur travail sans s'exposer à la pénétration des clous rouillés, soit dans la main, lorsqu'ils séparent inconsidérément les débris encore utilisables de ceux qui ne le sont plus, — soit encore dans la face plantaire du pied, lorsqu'ils circulent sur des tas de décombres, sans autre protection que de simples espadrilles ou des chaussures dont la semelle est devenue insuffisante, malgré la surveillance et les préceptes des Administrations.

Les plaies de ce genre sont le plus souvent des plaies par instruments piquant et contondant à la fois. Il faut toujours considérer comme complication possible la présence d'un corps étranger : rouille de fer, fragment du clou (1), écharde de bois,

---

(1) Une précaution toujours utile est d'exiger la présentation de l'instrument vulnérant au chirurgien, qui reconnaîtra aisément une surface fraîchement brisée, si le clou, s'étant rompu, a laissé un débris dans la plaie.

débris de la chaussure ou du bas, et même un fragment d'épiderme (1).

C'est pour ce motif que nous avons adopté un pansement particulier en maintenant la plaie ouverte grâce à un petit tube à drainage ou à un fragment de gaze phéniquée, disposée à peu près comme une mêche de charpie, et aussi en appliquant le pansement listérien sans aucun « protective », ainsi qu'il convient de le faire lorsque l'irritation de la plaie n'est pas à craindre, mais presque à rechercher.

Dans ces conditions, nous avons rarement eu à pourvoir aux complications phlegmoneuses. Les manifestations inflammatoires survenues, tant du côté dorsal que du côté plantaire à distance de la plaie ont toujours pu être enrayées par une ou plusieurs applications de sangsues. Nous constatons ce fait, sans nous flatter de l'espoir de voir se prolonger la série de nos faits heureux.

Rapprochons toutefois des précédentes une autre plaie,

---

(1) Ce dernier détail ne saurait être considéré comme accessoire. Il est en effet bien établi que l'épiderme, séjournant au fond d'une plaie, ne saurait y être résorbé. Son tissu n'est cependant pas de l'ordre des corps étrangers irritants ; il peut être souvent toléré. Mais pour grande que soit cette tolérance, elle n'est pas toujours illimitée.

Nous avons observé un phlegmon circonscrit de la paume de la main dont la cause n'avait pu être déterminée. L'ayant ouvert, nous en avons immédiatement retiré un fragment d'épiderme très épais, très blanc comme après une macération prolongée, enroulé sur lui-même dans le sens longitudinal, et dont l'étendue de surface était d'un et demi à deux centimètres carrés.

Le patient fut très étonné de notre affirmation relativement à l'impossibilité du développement spontané de ce corps étranger.

Interrogé sur une longue cicatrice distante de 15 millim. de la plaie chirurgicale que nous venions de pratiquer, il se ressouvint, alors seulement, d'une plaie déterminée par un tesson de bouteille et dont la date, qu'il ne put préciser, remontait à plus de quinze ans. La cavité phlegmoneuse, explorée aussitôt, ne permit de trouver aucun débris de verre.

Le pansement de Lister fut appliqué et la guérison obtenue quelques jours plus tard, sans aucun incident notable.

L'examen au microscope confirma ensuite la nature épithéliale du fragment qui avait causé ce phlegmon.

comparable à plus d'un titre, et spécialement au sujet de la présence des corps étrangers, du traitement employé et du résultat obtenu.

Obs. I.—Le 30 septembre 1882, le manœuvre J.-B. L..., 24 ans, de Ronchin, tombe dans la campagne. La main gauche, largement ouverte, porte lourdement sur un rateau de bois déposé sur le sol. Une dent pénètre par la face palmaire entre le 4e et le 5e métacarpien et se brise hors de la plaie. Celle-ci se trouve exactement dans le pli le plus inférieur de la paume de la main ; c'est-à-dire très près des articulations. Le stylet pénètre jusque sous la peau dorsale et on ne s'expliquerait pas que celle-ci ne soit pas traversée, si la largeur de la dent n'avait arrêté l'instrument vulnérant entre les deux métacarpiens.

Le 1er octobre, on applique des pétales de lis macérés dans l'eau-de-vie.

Le 2, un simple fragment de sparadrap diachylon.

Le 3, la main est gonflée, rouge, chaude, très douloureuse ; les mouvements des doigts sont impossibles ; la fièvre est intense. Le début du phlegmon est manifeste. — Pour la première fois, le blessé accepte une exploration complète. Une notable proportion de terre argileuse est ainsi trouvée et en même temps enlevée à l'aide d'ouate imprégnée d'eau phéniquée double (5 %). Une forte mèche de gaze phéniquée imprégnée d'eau phéniquée normale (2 1/2 %), est introduite jusqu'au fond de la plaie et le pansement listérien est installé régulièrement autour de la totalité de la main.

Le 4, la tuméfaction est diminuée, la douleur est beaucoup moins forte, mais la rougeur et l'impuissance du membre sont les mêmes. Pansement comme la veille.

Le 5, l'amélioration est plus marquée. La plaie commence à bourgeonner et à suppurer régulièrement. Il n'y a plus de douleurs et quelques mouvements des doigts sont possibles.

Le 7, il n'y a plus de fièvre ; les bourgeons charnus sont très réguliers ; on ne trouve plus de vestiges de corps étrangers. La mèche est faite d'une dimension beaucoup plus minime.

Les jours suivants, l'amélioration se confirme sans autre incident notable et la guérison est obtenue vers le 18 octobre.

Il est donc certain que les plaies par instrument piquant, malgré la complication de corps étrangers, peuvent n'être pas accompagnées de phlegmons, non-seulement chez les ouvriers en bois, mais encore dans d'autres cas analogues.

Ce que nous avons dit des accidents chez les démolisseurs, nous pourrions le répéter au sujet des plaies faites par le talon des instruments à emmancher, ciseaux, limes, râpes, etc. Plusieurs fois nous avons vu des ouvriers replacer la râpe dans son manche en tenant le manche serré dans la main et frappant l'autre partie sur un point fixe afin d'immobiliser la pièce métallique dans son manche de bois. L'instrument pénètre alors profondément par le bord cubital de la main et il est arrêté soit par le 5e métacarpien, soit par les adhérences aponévrotiques, qui se trouvent sous le pli longitudinal étendu depuis le poignet jusqu'au médius.

Dans aucun cas nous n'avons eu de graves complications inflammatoires à combattre.

II.

Plaies par instrument tranchant.

Les plaies par herminette sont relativement fréquentes dans certains chantiers. Les quelques faits que nous avons observés confirment de tout point ceux dont M. Layet a fait la base de sa description :

« Ces plaies, écrit cet auteur, sont si fréquentes qu'il n'est pas un ouvrier qui n'en soit tôt ou tard atteint. L'herminette est une sorte de hache dont la lame est horizontale et recourbée, au lieu d'être verticale ; le manche en est plus ou moins long. Pour s'en servir, l'ouvrier saisit d'une main l'extrémité du manche, de l'autre, embrassant la partie moyenne, il relève et abaisse alternativement l'instrument qui vient frapper la pièce de bois sur le sol, au-devant de ses jambes. Le plus souvent, l'ouvrier tient avec ses pieds la pièce de bois qu'il veut ainsi aplanir, et c'est dans l'écartement de ses jambes, que la lame de l'herminette vient agir. Que maintenant le tranchant de l'outil vienne à glisser sur la surface du bois, qu'il y rencontre une résistance qui le fasse dévier de sa direction, qu'un copeau resté adhérent, empêche son action régulière, on comprend comment il peut venir blesser soit le pied, soit la jambe de l'ouvrier. Quelquefois la pièce de bois est assez élevée pour que l'herminette vienne frapper le tiers supérieur de la cuisse.

» L'inspecteur général du service de santé de la marine, Jules Roux, a publié une étude intéressante sur les plaies par herminette chez les ouvriers charpentiers. Selon lui, elles occuperaient, par ordre de fréquence, d'abord la jambe, puis le pied et la cuisse, elles se répartiraient ainsi : tiers inférieur de la jambe, face antérieure et face dorsale du pied, deux tiers supérieurs de la jambe, face externe de la jambe et du pied. Le membre gauche serait plus souvent atteint que le droit. J'ai constaté la vérité de cette dernière assertion ; mais, d'après mes recherches, la face dorsale antérieure du pied et la région malléolaire interne seraient les lieux d'élection de ces plaies.

» On a prêté à ce genre de lésions professionnelles une importance que justifierait, jusqu'à un certain point, leur fréquence, mais que ne vient point confirmer la gravité des accidents consécutifs. C'est ainsi que l'on a regardé la lésion de l'artère tibiale postérieure, à son point de courbure en arrière de la malléole interne, comme une complication fréquente des plaies par herminette. Jules Roux, a fait justice de cette exagération, il n'a pu en recueillir que quelques cas, et lui-même ne l'a observée qu'une seule fois. L'artère est en effet protégée par la saillie de la malléole, sur laquelle l'herminette vient frapper. A la partie dorsale du pied, il peut y avoir section des tendons extenseurs des orteils, et plus particulièrement de celui du gros orteil. Une disposition caractéristique de ces plaies, c'est la profondeur en cul-de sac de l'un des angles, disposition qui dépend de l'action plus marquée de l'une des extrémités du tranchant, et qui devient ainsi la cause de la rétention au fond de la plaie des liquides inflammatoires exsudés. Le plus souvent ces plaies se réunissent par première intention. Des points de suture et les irrigations froides en constituent le traitement le plus rationnel ; mais sur la partie dorsale du pied, elles peuvent donner lieu à des inflammations très vives, des angioleucites et des phlegmons du pied et de la jambe. » (A. Layet, *Hygiène des professions et des industries* Paris 1875, p. 204).

A côté des plaies d'herminette se rangent tout naturellement celles du ciseau ou de la hache, plaies dont la main est pour ainsi dire, le lieu d'élection.

Nous nous bornerons à résumer deux faits récents, qui constituent d'assez bons types du genre.

Obs. II.— Le 10 avril 1882, le manœuvre V... François, 56 ans, d'Hellemmes, en coupant du bois, se donne lui-même un coup de hache. L'angle peu tranchant de l'instrument porte seul. La plaie, étendue à toute la partie externe de la face dorsale de l'articulation métacarpo-phalangienne du pouce gauche, présente des bords nets mais fortement contus. L'exploration du fond permet de reconnaître l'absence de tout corps étranger, la section du ligament latéral, dont quelques fibres antérieures sont seules conservées, le cartilage articulaire de la tête métacarpienne largement mis à découvert.

Après un nettoyage de la plaie à l'aide de l'ouate imbibée d'eau phéniquée simple, c'est-à-dire à $2\ ^1/_2\ ^0/_0$, le pansement listérien est appliqué comme nous le faisons le plus ordinairement, c'est-à-dire en substituant à la bande de gaze phéniquée une bande de tarlatane apprêtée, que nous faisons plonger avec les autres pièces de pansement dans l'eau phéniquée toujours préparée, non pas à l'alcool, mais bien à la glycérine.

L'hémorrhagie est très minime et le pansement, ne se trouvant pas tâché avant le 22 avril, n'est renouvelé que le quatrième jour.

La plaie n'a pas mauvais aspect. Tout le pourtour est nettoyé aisément malgré la sensibilité très vive au niveau de l'articulation, dont la partie postérieure est fortement tuméfiée.

Le 25 avril la plaie bourgeonne, mais elle laisse encore suinter un liquide filant. Les mouvements imprimés à la phalange unguéale sont devenus indolores.

Le 28 la tuméfaction de l'article est presque disparue. Il existe un peu de mouvement spontané.

L'amélioration se continue et la guérison est devenue complète environ un mois après l'accident.

Les mouvements ne sont que très peu diminués dans leur étendue; mais le membre a beaucoup perdu de sa force.

Dans le pansement listérien employé, la bande de tarlatane apprêtée est substituée, ainsi qu'on l'a vu, à la bande de gaze phéniquée : c'est là un détail qui n'est peut-être pas sans importance dans le fait précédent.

La lésion articulaire justifiait l'immobilisation. Or il est évident que si le pansement adopté ne saurait immobiliser un avant-bras ou une jambe, il suffit complètement pour immobiliser un doigt. La cause en est dans la dessiccation de l'amidon de l'apprêt, amidon qui, au contact de la glycérine contenue dans l'eau phéniquée, passe à l'état d'empois et donne, après dessiccation, une croûte un peu comparable à celle de l'appareil amidonné ordinaire. C'est là encore un de ces nombreux détails qui gagnent à être appréciés par une pratique assez soutenue.

Obs. III. — Le 21 octobre 1882, le menuisier M... Ch., 28 ans, de Fives, est atteint par son ciseau, qui s'échappe dans un mouvement inopiné. Il se fait ainsi une plaie par instrument tranchant de la paume de la main gauche. Longue de 8 centimètres, elle est dirigée, obliquement et suivant un plan oblique depuis le bord inférieur de l'éminence thénar jusqu'au bord cubital de la face antérieure du poignet. Elle semble profonde à cause de la disposition de sa lèvre inférieure en une sorte de lambeau. Mais l'aponévrose palmaire bien que fortement entamée, n'est pas traversée. En dehors de celle-ci, la plaie a d'emblée une profondeur de deux centimètres et ne s'arrête qu'à la peau dorsale du premier espace intermétacarpien.

Il n'y a pas d'hémorrhagie artérielle importante. Trois sutures au fil d'argent réunissent les lèvres de la partie profonde de la plaie. Un fil d'argent est installé dans la partie la plus profonde à la façon du drain placé dans certaines plaies chirurgicales pour prévenir la rétention des liquides. Les autres parties de la plaie sont simplement rapprochées par la disposition donnée aux pièces du pansement de Lister.

La réunion par première intention ayant été obtenue, M...... Ch., put reprendre son travail le 13 novembre, trois semaines après l'accident.

Nous nous bornerons à signaler certains coups de hache violemment portés et qui tranchent nettement une portion de membre.

Un seul détail mérite d'être relevé : c'est la présence de nombreuses et très minimes esquilles, une sorte de poussière d'os, vers le bord de la pièce squelettique atteint le dernier par l'instrument vulnérant, le tassement du tissu vers le bord opposé et parfois encore des fissures plus ou moins importantes.

Toutes ces circonstances indiquent l'intervention du chirurgien à une certaine distance de la plaie primitive.

III.

Coups de scie.

Les plaies déterminées par la scie ont pris un caractère très différent, depuis que les nécessités de l'industrie ont remplacé les traditionnelles scies à main par les scies circulaires, scies à rubans et autres instruments mis en mouvement par la vapeur.

La douleur du coup de scie est aussi vive qu'autrefois ; mais la plaie est plus rapidement profonde.

D'une façon pour ainsi dire subite, elle atteint une grande étendue.

Elle détermine une sorte d'étonnement.

Ce n'est pas, il est vrai, la sensation que donne au soldat la plaie d'un boulet ou celle d'un éclat d'obus ; mais la scie entraînée par la vapeur donne assez de cette impression, pour que l'instinct, loin de surgir instantanément, comme pour les coups de scie à main, l'instinct se réveille tardivement, alors que déjà la plaie est devenue profonde, comme si le temps de la perception de la douleur et celui du réflexe instinctif étaient encore prolongés par un instant d'anesthésie et, en quelque sorte d'étonnement.

Ce serait d'ailleurs une erreur de croire que la scie circulaire cause toujours des plaies directes. Les «nœuds» ne sont pas toujours franchis facilement. Tantôt la pièce de bois est lourde, entraînée jusqu'à un certain point par le mouvement de la scie et retombe de tout son poids sur la main de l'ouvrier. Tantôt au contraire la pièce est minime et elle est lancée brutalement à la tête de l'ouvrier, qui, dans un moment d'oubli, la maintient mollement ou avec inattention.

Obs. IV. — Le menuisier D... Cyr., 31 ans, de Ronchin, présente une pesante pièce de bois à la scie circulaire. Il la maintient mollement en raison de sa fatigue antérieure, lorsque tout à coup, la pièce est soulevée de dessus la table et retombe aussitôt. La scie ne l'a pas atteint ; mais la pièce en retombant, a fait une plaie contuse du médius et une contusion de la phalange unguéale de l'auriculaire de chacune des deux mains avec une symétrie étrange, que peuvent seuls expliquer le geste de l'ouvrier et la forme de la pièce.

Rentré dans son village, il fut pansé à l'aide de pétales de lis macérés dans l'alcool, et ne put reprendre son travail que trois semaines après l'accident et encore incomplètement guéri.

Obs. V. — Del... Charles présentait à la scie circulaire une pièce de chêne longue de 30 centimètres, assez étroite et modérément épaisse. Il la maintenait légèrement ainsi qu'il convient pour une pièce minime. Brusquement, il tombe à la renverse au moment où il est atteint par la pièce que lance la scie.

Amené immédiatement au poste médical, il chancelle, est pris de vertige, comme par le fait d'une notable commotion cérébrale.

La lèvre supérieure est déjà énormément tuméfiée quelques minutes après l'accident. On y trouve une seule petite plaie au niveau du lobule médian. Tout le reste de la surface muqueuse est d'aspect ecchymotique. La lèvre étant écartée, on ne trouve pas de frein; mais une plaie, qui décolle la gencive de devant les deux incisives supérieures médianes, et laisse le maxillaire absolument à découvert. Le doigt introduit dans la plaie pénètre jusqu'à l'épine nasale antérieure et provoque dès la moindre pression un peu de la sensation pénible signalée au premier moment.

Aucun corps étranger n'y peut être trouvé. L'épine nasale ne paraît pas fracturée. Les dents sont à peine ébranlées. Un pédiluve et un manuluve très chauds sont donnés immédiatement et renouvelés le soir. La diète est bien observée. Un léger purgatif est pris le lendemain et une décoction de guimauve boratée est employée très fréquemment sous forme de collutoire et en lotions.

Pendant les cinq ou six premiers jours, la tuméfaction de la lèvre supérieure demeure énorme ; l'haleine buccale est plus ou moins fétide et la sensation de vague céphalalgie est assez marquée.

L'amélioration fait ensuite lentement des progrès réguliers et la guérison peut être considérée comme obtenue vers la fin de la 4e semaine.

Obs. VI. — Rop... Victor, scieur, est atteint par un mécanisme identique. Le coup n'a pas porté exactement sur la ligne médiane : les deux incisives supérieures du côté gauche sont fortement poussées en arrière ; une hémorrhagie médiocre se fait jour dans tout le pourtour des deux dents. Celles-ci sont aisément replacées dans leur direction, et maintenus à l'aide d'un léger appareil de gutta-percha.

Le blessé, immédiatement perdu de vue, fut retrouvé quelques années plus tard, les deux dents étant tombées, sans qu'aucun renseignement ait pu être obtenu à ce sujet.

Les deux observations précédentes nous ont paru dignes d'être signalées, malgré leur étrangeté.

Notre travail avait été présenté à la *Société de Chirurgie*, lorsque le fait suivant fut observé et vint indiquer une application importante du détail signalé dans l'observation V. La face est contusionnée à un certain niveau par le bois, que lance la scie circulaire. A ce niveau précis, la moindre pression suffit à provoquer une sensation pénible. Cette sensation rappelle instinctivement au blessé la commotion encéphalique et même la perte de connaissance du moment de l'accident.

Le fait suivant présente cette particularité que, l'accident s'étant produit sans témoins, les compagnons d'atelier, le maître ouvrier, le blessé lui-même et d'autres personnes ont cru pouvoir attribuer l'accident à une attaque d'épilepsie, d'où seraient résultées la perte de connaissance d'abord, la chûte sur la table de fonte de la machine-outil ensuite. Il est vrai que c'eût été une première attaque chez ce sujet, que c'eût été un fait sans précédent dans la famille du blessé. Il est vrai encore que cette première attaque n'aurait été annoncée par aucun « petit mal », aucune absence, ni incontinence d'urines, de fèces, aucune irrégularité psychique, aucun prodrome appréciable. Il n'en est pas moins certain que, le fait de l'épilepsie étant prouvé, il devenait nécessaire d'éloigner l'intéressé de tout atelier où fonctionnent des appareils mis en mouvement par la vapeur, le *mal caduc* exposant sa victime à des dangers plus graves là que partout ailleurs.

Voici comment le détail ci-dessus a pu trouver une application quelque peu inattendue.

Obs. VII, (recueillie par M. G. Lepercq). — Le 27 septembre 1883, le sieur Gustave L....., 21 ans, entre à l'hôpital St-Eugénie, salle St-Pierre, n° 17. Il raconte qu'il débitait une petite pièce de bois à l'aide d'une scie circulaire de 0,80 centimètres de diamètre, lorsque tout à coup il perdit connaissance.

Étourdi par le choc, le lendemain encore de l'accident, cet homme ne se trouve pas en situation de se rendre compte de ce qui s'est passé. Dans son entourage on a parlé d'épilepsie : il répète ce propos ; mais il n'a jamais eu d'attaques, ni de petit mal, ni aucune manifestation appréciable. Son facies n'est rien moins que celui d'un épileptique. Il est dans la torpeur ; la face est vultueuse ; les membres sont souples sans exagération ; la respiration est normale ; il répond péniblement aux questions qu'on lui adresse à très haute voix, mais il est très vite fatigué.

On trouve sans peine : 1° une plaie de la partie droite de la pointe de la langue ; 2° une plaie de la commissure labiale droite ; 3° une contusion étendue à toute la joue du même côté. Dès l'entrée à l'hôpital, l'interne de garde réunit la plaie de la langue par trois points de suture à l'aide du fil de catgut n° 3. Deux points passés au fil d'argent réunissent les bords de la plaie labiale.

Le 28, le blessé a recouvré toute sa connaissance ; l'ouïe est encore obtuse ; la face est encore vultueuse ; la parole est absolument libre : le patient se plaint seulement d'une céphalalgie généralisée et d'une certaine diminution de la sensation d'équilibre, quand il est debout et même assis. L'un des points de suture de la langue a disparu. Une ecchymose s'étend à une partie importante de la paupière inférieure droite. Une autre à la partie externe de la conjonctive de ce même côté droit ; la partie inférieure et interne de cette muqueuse demeure absolument intacte.

Interrogé sur le mécanisme de son accident, le blessé se rappelle très exactement la dimension de la scie, le volume minime de la pièce que la scie commençait à diviser. Il est d'ailleurs certain que la pièce a été retrouvée après l'accident, non pas à sa place, mais bien sur la table à distance et sur le côté de la lame de la scie.

Le lancé de la pièce par la scie étant ainsi devenu vraisemblable, une pression de bas en haut est exercée au niveau de la plaie labiale : le patient ne signale rien de notable. Le même geste est renouvelé en divers points des machoires inférieure et supérieure sans autre résultat. Sur le bord inférieur de l'os malaire droit, au niveau de son articulation avec le maxillaire supérieur, la pression est à peine commencée, que le patient fait un soubresaut : la douleur ainsi produite lui retentit dans toute la tête, lui impose le besoin de se coucher et le laisse un instant interdit. Ces troubles lui rappellent, dit-il, les sensations de la veille.

En examinant de plus près, on trouve en effet à ce niveau précis une série d'excoriations, que la tuméfaction énorme, et une propreté insuffisante avaient laissées inaperçues. C'est donc bien là qu'a porté le traumatisme principal : les plaies, d'ailleurs minines, sont absolument accessoires.

Ce traumatisme suffit pour expliquer les troubles cérébraux primitifs. Le *mal caduc*, dont il aurait d'ailleurs fallu faire la preuve, est ainsi mis hors de cause. (Diète, boissons fraîches, pédiluves et manuluves sinapisés.)

Le 29, l'ecchymose conjonctivale commence à diminuer ; un second fil de catgut a disparu ; la céphalalgie persiste ; le blessé se plaint d'une légère insomnie. La langue est un peu saburrale ; la fièvre très minime (lait, œufs, pédiluves et manuluves.)

Le 1er octobre, le dernier fil de catgut a disparu ; la suture obtenue est presque complète. L'état saburral est un peu plus marqué. (Eau de Sedlitz.)

Le 2, les points de suture de la lèvre sont enlevés. La tuméfaction et l'ecchymose continuent à diminuer progressivement.

Le 5, on arrive à sentir au-dessous de l'arcade zygomatique une dépression profonde de 5 à 10 millimètres, sur une étendue de deux centimètres, ainsi qu'il est facile de l'apprécier par la comparaison des parties symétriques.

Pendant les jours suivants, la fracture de l'os jugal devient plus évidente encore, grâce à la disparition de la tuméfaction première. La saillie normale est remplacée par une dépression très importante (1).

Il est ainsi manifeste, dans ce cas, non seulement que le traumatisme a porté son action principale sur un point de l'arcade zygomatique, mais encore que le traumatisme a été assez violent pour fracturer l'os malaire, et à plus forte raison pour ébranler toute la masse céphalique.

Le signe tiré de la pression exercée au niveau du point contus, la sensation pénible, avec impression de trouble encéphalique, (connus au moment même de l'accident,) ce signe présente donc une autre importance que la portée d'une simple curiosité.

Il peut suffire pour mettre l'épilepsie hors de cause : l'événement l'a prouvé.

N'insistons cependant pas davantage sur ce point et revenons aux faits généraux.

Les scies mécaniques et la scie circulaire plus que les autres donnent lieu à des lésions graves des extrémités superieures.

Que le côté gauche soit plus généralement blessé que le droit, nous ne l'avons pas trouvé comme l'honorable M. Alex. Layet. Renseignements pris, c'est souvent le contraire dans les établissements industriels du Nord de la France. Ce détail peu

---

(1) La fracture de l'os zygomatique est d'ailleurs une rareté chirurgicale, selon Malgaigne. Elle est habituellement méconnue, ainsi qu'il le prouve lui-même dans son *Traité des fractures*, Paris, 1847, I, 359.

important, s'explique peut-être par la diversité des travaux et des emplacements.

Que le lieu d'élection soit le premier espace interdigital, c'est encore une précision que nous ne pouvons confirmer. On peut le dire d'une manière générale : les parties le plus souvent atteintes sont : les doigts, la paume de la main, la face postérieure et externe du bras (A. Layet) ; nous préférons dire de l'avant-bras et du bras.

Nous nous bornerons toutefois à résumer les faits principaux, en insistant sur les résultats définitivement acquis.

Obs. VIII. — Le menuisier Desr... Joseph, 31 ans, est atteint en septembre 1881, à La Madeleine, par une scie circulaire de 22 centimètres de diamètre. Il en résulte une plaie de la région métacarpienne, étendue longitudinalement et presque exactement dans le deuxième espace intermétacarpien.

Deux confrères appelés font le nettoyage de la plaie, arrivent à réaliser l'hémostase sans pratiquer aucune ligature, et rapprochent immédiatement les deux lèvres de la plaie à l'aide de trois épingles en faisant la suture entortillée.

Le quatrième jour, les points de suture sont enlevés par les deux confrères, qui tombent d'accord sur la nécessité d'agir ainsi. Aucun commencement de réunion n'est obtenue. Les applications d'une eau phéniquée, dont nous ignorons le titre, ont été continuées jusqu'à complète cicatrisation.

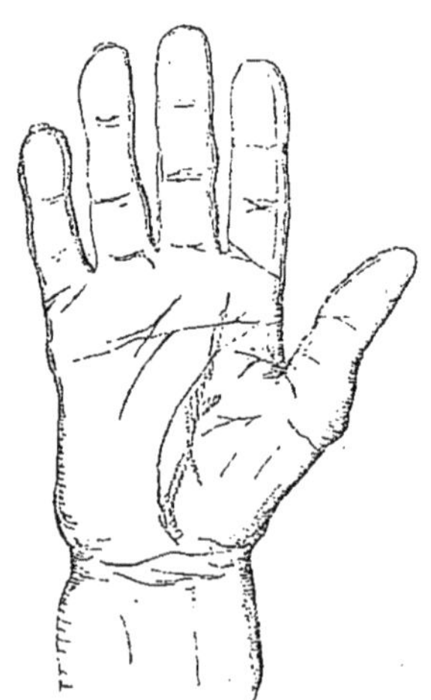

Après un repos de quatre semaines environ, le blessé, qui est maître-ouvrier, a repris son travail dans la limite et avec les précautions qu'il a jugées convenables.

En 1883, on observe un amaigrissement manifeste de toute la région métacarpienne de la main et surtout de l'éminence thénar, amaigrissement que l'on apprécie remarquablement par la comparaison des deux mains. Il paraît qu'autrefois le pouce entier n'était pas moins amaigri.

De tous les mouvements, celui de l'abduction du pouce est seul notablement incomplet.

Un détail curieux que ce maître-ouvrier n'a aucun intérêt à simuler, c'est que le maniement du rabot ordinaire lui est devenu impossible : au bout de peu de temps, une douleur survient dans toute l'éminence thénar avec des irradiations dans le pouce : puis la main entière devient impuissante et « le rabot lui tombe des mains. »

Observant de plus près son mal, il a reconnu que la douleur débutait par un point toujours le même ; c'est-à dire par l'arrière, par le talon du rabot. La nécessité le rendant ingénieux, il a cherché et, après divers tâtonnements, il a fait construire un rabot spécial dont la partie postérieure est de 2 ou 3 centimètres plus longue que d'ordinaire. Le bord du point d'appui est ainsi reporté au-delà des parties lésées, et, grâce à ce moyen, le travail et même la fatigue peuvent être supportés autant que l'impose la nécessité.

Il n'y a d'ailleurs aucune difficulté pour le maniement du marteau, de la scie, de la varlope et des autres outils professionnels.

L'atrophie partielle et l'impuissance pour le travail professionnel sont des faits connus pour bien des cas analogues. Trop souvent on les exagère.

On vient de voir comment, pressé par le besoin, un homme de ressources peut arriver à tourner la difficulté.

Voyons comment une gymnastique modérée, un sage fonctionnement de la main peuvent amener une restauration vraiment inattendue des mouvements, lors même que le délabrement détermine des troubles primitifs d'une grande importance.

Obs. IX. — Le 28 septembre 1859, le jeune apprenti Eugène L......, 12 ans, de Lille, se trouvait d'un côté de la table, lorsqu'il passe inconsidérément la main au-dessus d'une scie circulaire de 25 centimètres de diamètre, dans le but de prendre une pièce de bois déposée sur le côté opposé de la table. Le vêtement est saisi par la scie et le membre est entraîné par le mouvement, jusqu'au moment où l'on arrête la machine-outil.

La face palmaire du membre présente une longue plaie depuis la base de l'auriculaire jusqu'au tiers inférieur de l'avant-bras. Depuis la 5e articulation métacarpo-phalangienne jusqu'au poignet, un vaste lambeau externe, comprenant toute l'éminence thénar, laisse à découvert les parties profondes de la main. Les bords ne sont pas contus. On fait l'hémostase et on réunit par des points de suture jusqu'au niveau du poignet. Au-dessus de ce point, la plaie large et profonde forme une vaste cavité, dans laquelle tous les organes sont mis à découvert. La peau, en partie perdue, présente des bords fortement ecchymotiques et des lacérations qui se prolongent jusqu'à la face externe du radius.

Ces débris sont rapprochés et le tout est recouvert d'épais plumasseaux de charpie, largement enduits de cérat.

Le premier pansement est laissé cinq jours, pendant lesquels on fait de quart-d'heure en quart-d'heure des irrigations d'eau tiède. Les doigts se trouvent alors dans une flexion presque complète et la main fléchie sur l'avant-bras.

L'attitude vicieuse est combattue par l'application de deux attelles, l'une palmaire, l'autre dorsale, placées l'une et l'autre au dessus du pansement au cérat et à la charpie.

Pendant 28 jours, on renouvelle les pièces du pansement de deux en deux jours.

Aucune complication ne survient.

Les plaies étant cicatrisées vers le 34e jour, la main est simplement recouverte d'une sorte de gant en basane. Les mouvements des doigts, d'abord tous entièrement supprimés, reparaissent peu à peu. (Bains d'eau de son tiède.)

Six mois après l'accident, les trois derniers doigts ont recouvré leurs mouvements dans leur intégrité; mais le pouce et l'index demeurent absolument immobiles.

Deux ans après, quelques essais d'écriture deviennent possibles; puis les mouvements sont de plus en plus étendus.

Au bout de trois ans (à partir de l'accident), les mouvements du pouce et ceux de l'index sont presque restaurés.

Actuellement, toute la région métacarpienne de la main est amaigrie, l'éminence thénar plus que tout le reste. Les saillies des deux extrémités du premier métacarpien (saillies qui ne se retrouvent pas à la main gauche du sujet) permettent de bien apprécier l'atrophie du court abducteur et surtout de l'opposant.

Les mouvements d'abduction et ceux d'opposition du pouce sont les plus limités. Le poing étant fermé, le pouce peut à peine atteindre le médius. La main étant ouverte, le pouce atteint péniblement le bord cubital du médius.

Le pouce ne dispose que d'une force minime. Il ne peut serrer, ni longtemps, ni vigoureusement.

Les mouvements des autres doigts se trouvent tous dans leur intégrité. La dextérité est bien recouvrée ; mais aucune fatigue ne saurait être supportée. Le travail de l'écriture devient rapidement pénible. Au bout de vingt minutes une sensation de lourdeur, de fatigue se produit dans la partie antérieure de l'avant-bras. Au bout d'une demi-heure, c'est une véritable crampe et il devient impossible de continuer.

Tout effort, toute fatigue détermine une sécrétion sudorale de toute la main.

Quelle que soit la saison, les téguments sont frais, pâles, un peu flasques, et, pendant l'hiver, des engelures y surviennent beaucoup plus facilement que partout ailleurs.

Après avoir exercé des métiers divers, cet homme fait actuellement un bon service de garçon de bureau, en se servant de la main gauche toutes les fois qu'un effort est nécessaire.

Ce fait est une nouvelle preuve des réserves qu'il convient d'apporter dans l'expression du pronostic des plaies d'apparence grave. Il ne faut pas renoncer à des restaurations tardives, grâce aux mouvements pratiqués avec mesure dans l'exercice d'une profession appropriée.

Avant de relater le fait de conservation d'une articulation du pouce ouverte par la scie, résumons brièvement un incident qui a suffi à retarder la réparation d'une plaie minime.

Obs. X. — Le 14 mai 1881, le frappeur Def..... Gaston est atteint d'un coup de scie circulaire à la face palmaire de la phalange unguéale du pouce gauche.

Dans son empressement à faire cesser l'hémorrhagie, le panseur, qui précisément ce jour là, faisait le service pour la première fois, le panseur s'empresse d'appliquer la solution officinale de perchlorure de fer à 30° Baumé et d'installer un pansement provisoire.

Pour remédier à la vive cuisson, à la tuméfaction et à l'impossibilité d'explorer la plaie ainsi noircie, nous eûmes recours d'abord à de larges irrigations tièdes, puis au renouvellement deux fois chaque jour du pansement listérien modifié comme on l'a vu plus haut.

On reconnut plus tard la perte d'une partie notable de la phalange Les bourgeons charnus étaient alors réguliers.

La guérison fut obtenue comme dans les autres observations.

Il n'en résulte aucune gêne pour le travail, qui fut interrompu jusqu'au 15e jour seulement.

Obs. XI. — Le 14 juin 1881, le scieur R...... Victor, 29 ans, de Lille, est surpris par un coup de scie circulaire, au moment où il faisait tomber de la grosse sciure et quelques débris, qui embarrassaient la table, pendant la marche de la machine-outil. Un linge imbibé d'alcool camphré constitue seul tout le pansement provisoire.

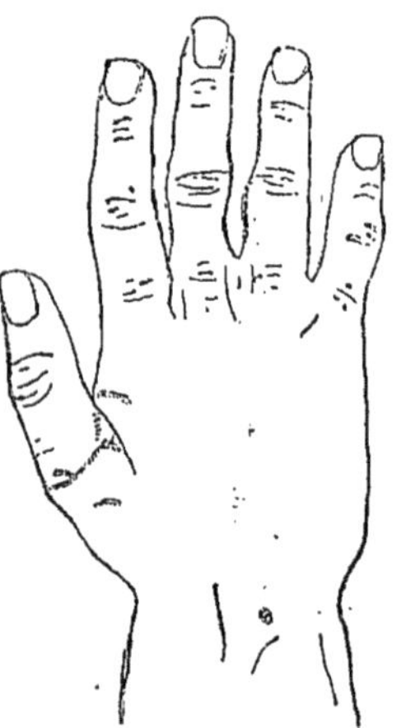

Trois heures après l'accident, on lui trouve une plaie avec dilacération de la face dorsale de l'articulation métacarpo-phalangienne du pouce droit et de l'espace intermétacarpien voisin.

Explorée aussitôt, sous le spray phéniqué et à l'aide de coton imbibé d'eau phéniquée normale (1), la plaie présente des bords hachés, déchiquetés, lacérés en divers sens, ce qui s'explique aisément par la grande obliquité latérale et divergente des dents successives sur les bords de la lame, qui nous est présentée. On ne trouve toutefois aucun lambeau près de se détacher, aucun débris à exciser. Le fond de la plaie, nettoyé d'abord dans l'extension, puis dans une flexion de plus en plus

(1) Nous n'avions pas d'eau phéniquée double (5 %) sous la main.

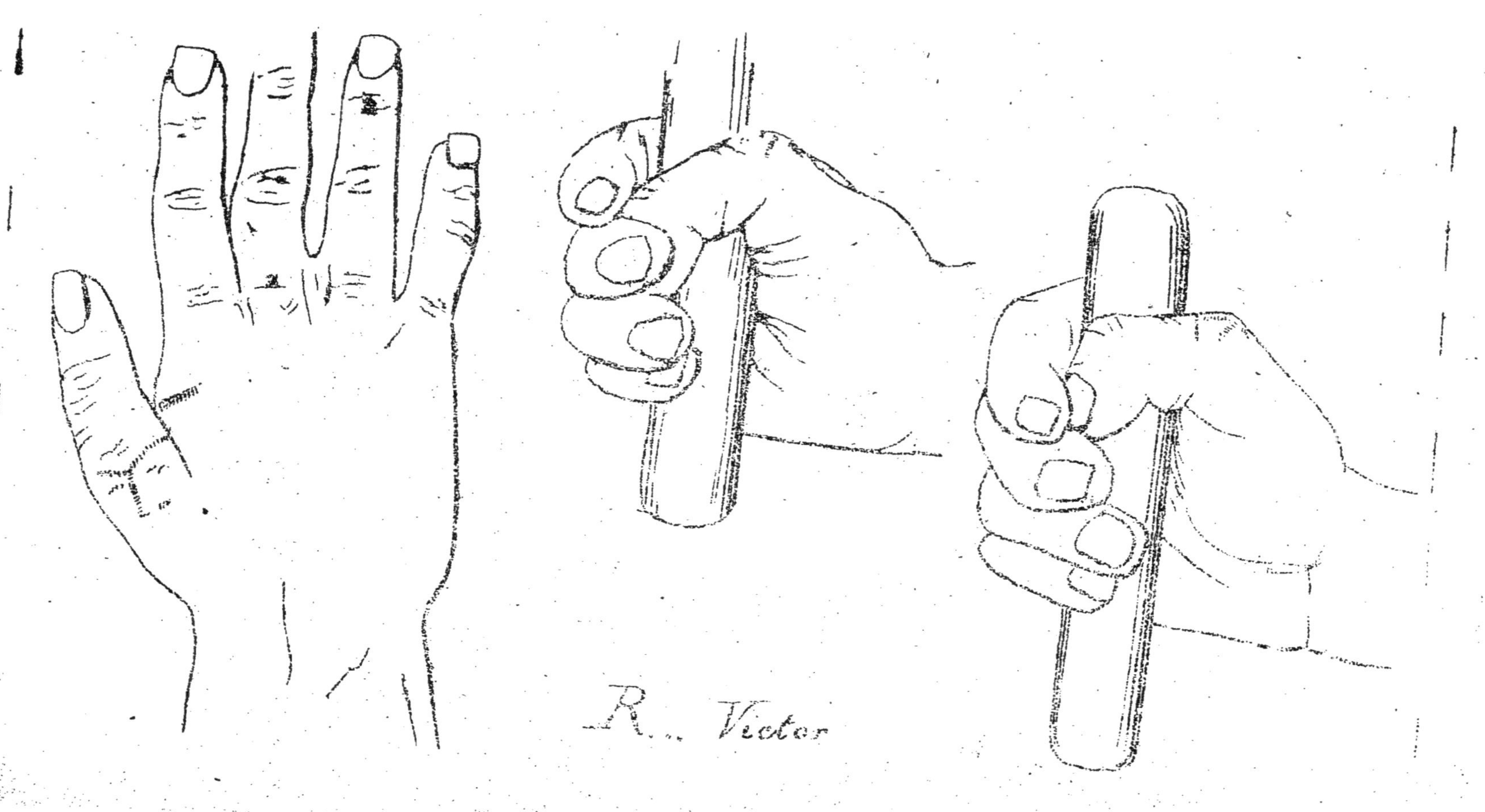
R... Victor

complète, permet de reconnaître le cartilage de la tête articulaire largement mis à découvert, les éléments fibreux de la capsule déchirés en tous sens, l'os pourvu d'une entaille profonde de deux millimètres empiétant très peu sur la partie articulaire, les tendons extenseurs très peu altérés et sans aucune rupture.

Deux ligatures sont nécessaires pour assurer l'hémostase.

Aucun moyen ne paraissant acceptable pour tenter avec quelques chances de succès la réunion par première intention, nous nous bornons à employer le pansement de Lister réduit à la gaze phéniquée, sans protective, au macintosh et à une couche épaisse de bande de tarlatane apprêtée et imprégnée dans le but exposé plus haut.

Pendant toutes ces manœuvres, nous avons été frappé, comme l'est M. Layet, du peu de sensibilité d'une plaie aussi déchiquetée. Mais nous ne saurions confirmer son appréciation au sujet de l'hémostase. Malgré deux ligatures, l'hémorrhagie en nappe a continué pendant les quatre premiers jours, et a nécessité le renouvellement quotidien du pansement.

Le 18 la plaie devint bourgeonnante.

Le 20, il est aisé de faire l'affrontement des surfaces bourgeonnantes à l'aide de la pince à disséquer.

A partir de ce moment, les pansements sont renouvelés de 2 en 2 jours.

Trois semaines après l'accident, la cicatrisation est obtenue.

Pendant tout ce temps, le blessé a continué de travailler ses onze heures par jour. Tout d'abord il était utilisé comme aide pour la scie à rubans ; mais, dès le quinzième jour après l'accident, il reprenait son travail de scieur.

Actuellement on trouve encore une hypertrophie du pouce et plus spécialement de la tête du métacarpien.

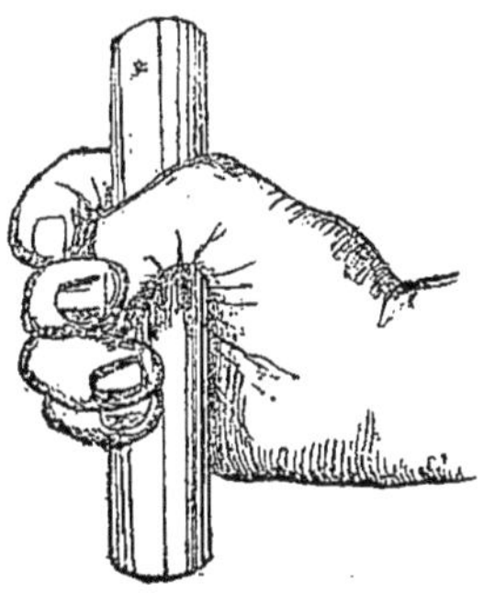

Tous les mouvements sont conservés on peut même dire intacts puisque la première phalange fait un angle parfaitement droit avec l'os du métacarpe de même que le fait la phalange unguéale avec la métacarpienne.

Ici encore nous croyons devoir attribuer la conservation

des mouvements à l'immobilisation de l'article ouvert et des parties voisines.

La facilité et la rapidité de la réunion sont peut-être moins faciles à prévoir.

L'observation suivante, due à notre honorable collègue (du Nord) M. le Dr Vincent, d'Armentières, est une meilleure démonstration du fait.

Obs. XII. — Un menuisier est atteint par une scie circulaire de telle façon que le pouce est nettement divisé en deux moitiés longitudinales, l'une interne l'autre externe. La plaie comprend la totalité de la phalange unguéale et une partie importante de l'autre. Il n'y a pas d'hémorrhagie notable permettant de faire une ligature.

Les deux moitiés sont rapprochées et maintenues ainsi par les pièces du pansement.

Le pus est d'abord sanieux puis louable. La tuméfaction est très marquée pendant les premiers temps et plus tard médiocre.

La réunion complète est obtenue ; mais les mouvements de l'articulation phalango-phalangettienne sont perdus.

Après cette série de blessures du pouce ou de son voisinage, se trouvent bien des observations de blessures plus ou moins importantes de tout ou partie des quatre autres doigts.

Nous nous bornerons aux plus instructives.

Obs. XIII.— Le 17 janvier 1881, le scieur V...... Benoit-Joseph présentait un fragment de bois que la scie circulaire entamait rapidement, lorsque tout-à-coup le morceau de bois est rejeté et la main, poursuivant son mouvement, glisse dans les dents de la scie

La phalange unguéale de l'auriculaire droit ne se retrouve plus ; il n'en reste qu'un débris de peau de la face dorsale. La partie palmaire de la phalange correspondante de l'auriculaire est fortement entamée, mais dans une moins grande profondeur. Il existe en outre diverses plaies de la face palmaire, dont la plus importante est celle de l'articulation phalango-phalanginienne de l'annulaire.

Le premier pansement est fait une heure après l'accident : aucune ligature n'est nécessaire, aucune suture n'est indiquée. Le système

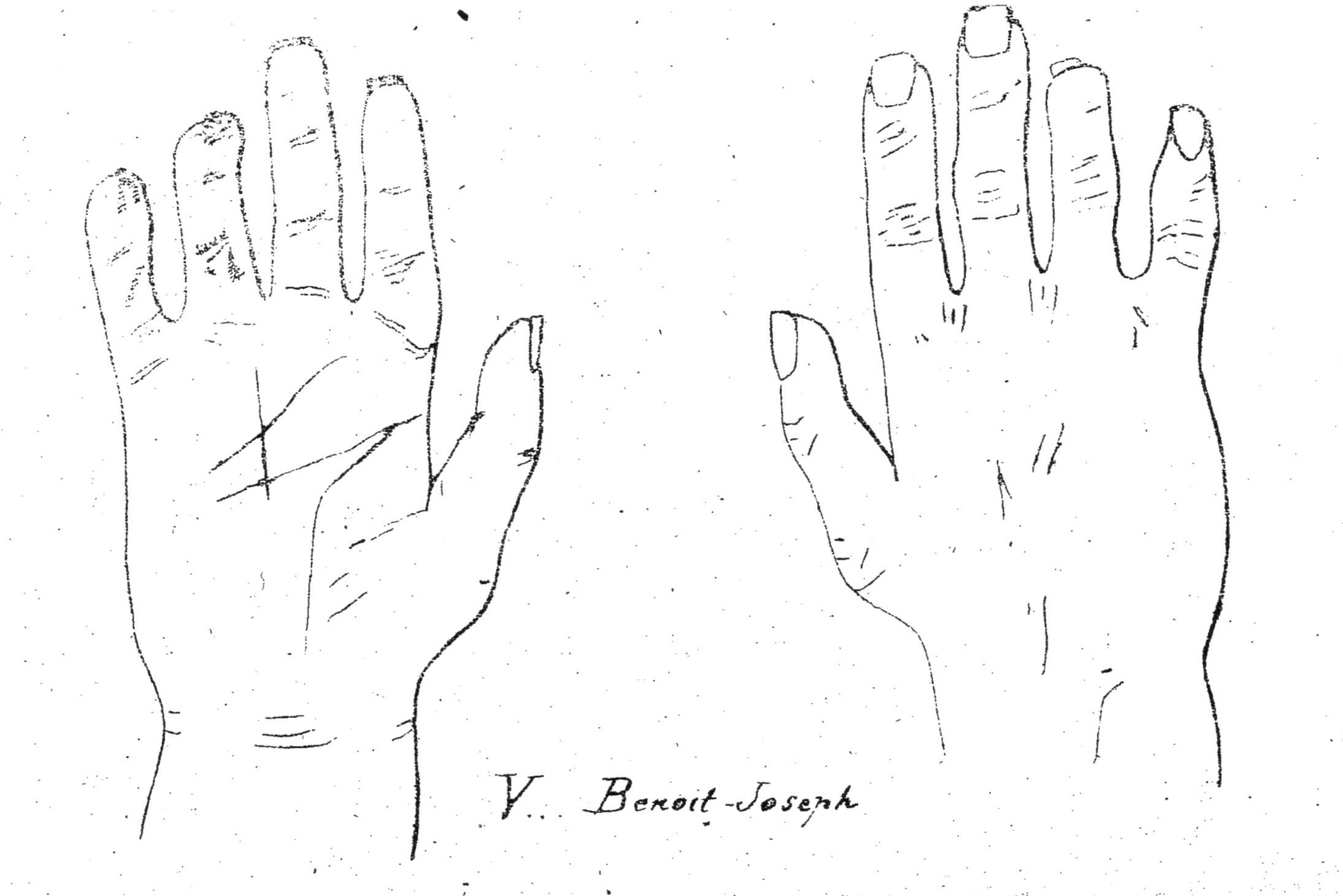
V.. Benoit-Joseph

listérien est employé comme on l'a vu plus haut, sans incident notable.

Après dix jours de repos, il reprend son travail de scieur et, vers le 15 février, la cicatrisation étant obtenue, la guérison peut être considérée comme acquise.

Actuellement, on trouve tous les mouvements conservés et rien n'indiquerait la blessure, si n'étaient les cicatrices et surtout le raccourcissement de l'annulaire dont l'ongle est devenu une sorte de griffe.

Obs. XIV.— En 1867, Louis R......, alors âgé de 13 ans, jouait près d'une scie circulaire, lorsque son léger vêtement fut saisi par la lame. Portant la main gauche pour retirer cette blouse, ses doigts sont entraînés.

Il en résulte :

1° du côté palmaire une plaie transversale un peu au-dessous des articulations métacarpo-phalangiennes des index, médius et annulaire se continuant manifestement avec une plaie oblique de la phalange moyenne de l'auriculaire pour se prolonger sur le bord cubital de la main et sur la face dorsale de cette phalange moyenne et de la phalange métacarpienne contiguë ;

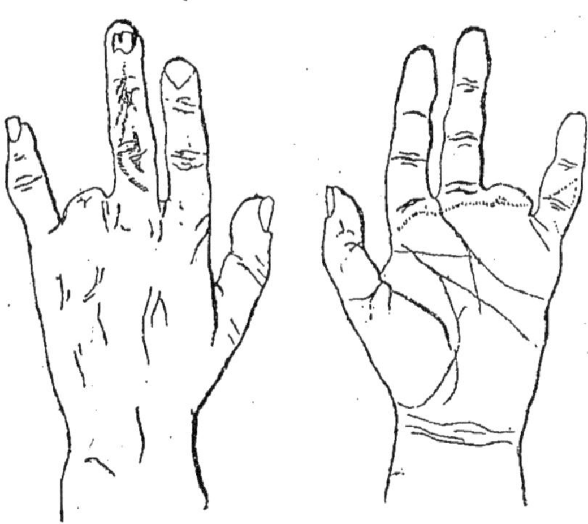

2° du côté dorsal une amputation de l'annulaire vers le milieu de la phalange métacarpienne ;

3° sur la face dorsale du médius, toute une série de plaies par dilacération dont quelques-unes ouvrent largement la dernière articulation.

De toutes ces lésions, il ne reste actuellement que l'ankylose complète de l'articulation phalangino-phalangettienne du médius avec la perte de l'annulaire.

Au point de vue fonctionnel, cet homme est devenu un excellent ajusteur. Ni pendant son apprentissage, ni depuis lors, il n'a été gêné d'une façon notable.

Dans plusieurs des ateliers par lesquels il est passé, il a été appelé à faire ses preuves avant d'être admis. Partout on a reconnu sa vigueur pour manier des objets pesants, pour serrer les tenailles, sa souplesse à manœuvrer le burin; en un mot on l'a jugé aussi valide qu'un ouvrier non mutilé.

Obs. XV. — Pierre B...... est atteint en 1879 d'un coup de scie circulaire sur la face dorsale de la main droite.

Lorsque la main est étendue, le trait de scie est sinueux; lorsqu'elle est fléchie, il est absolument rectiligne et s'étend sur les articulations métacarpo-phalangiennes des quatre derniers doigts.

Actuellement on ne peut se défendre de quelque surprise en trouvant cette cicatrice tout entière adhérente aux parties sous jacentes et en observant la conservation des mouvements de flexion et d'extension dans leur complète intégrité.

De cet accident, il résulte toutefois un certain degré de fatigue et une impuissance relative, lorsque le travail a été

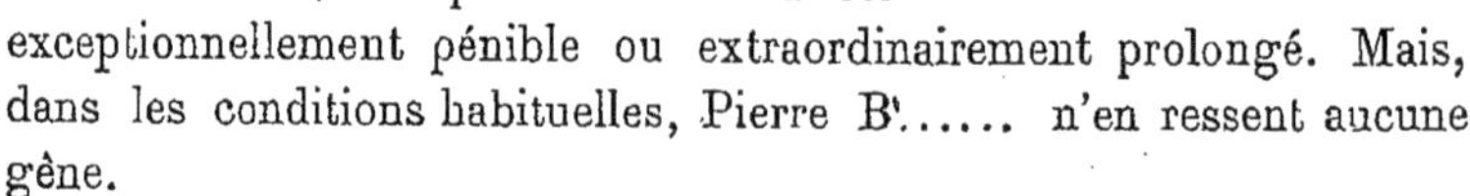

exceptionnellement pénible ou extraordinairement prolongé. Mais, dans les conditions habituelles, Pierre B...... n'en ressent aucune gêne.

Obs. XVI. — En juin 1863, le menuisier Defr...... Florent, alors âgé de 18 ans, de Mons-en-Barœul, a eu la main gauche entraînée

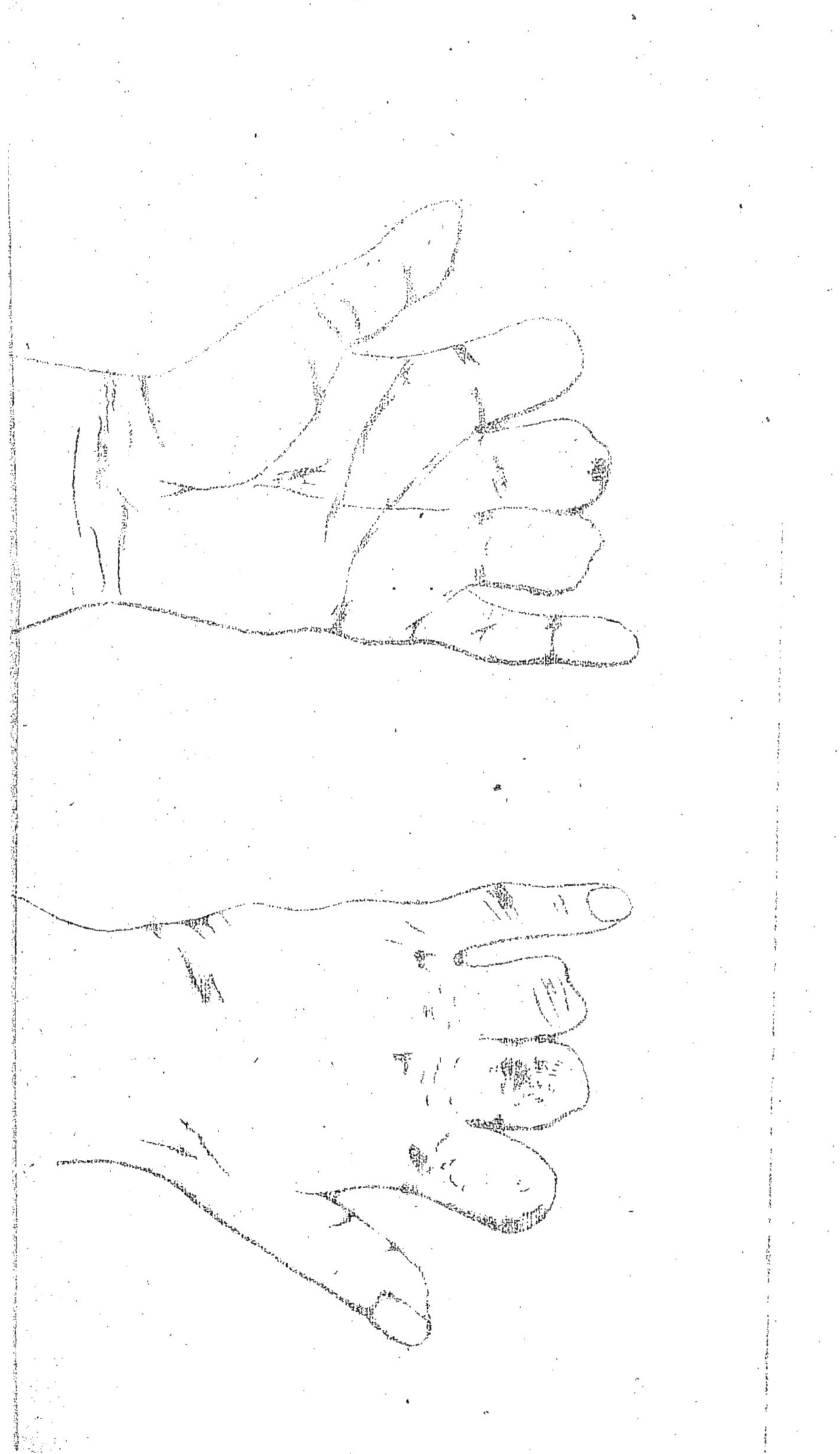

par le bois qu'il présentait à la scie circulaire, au moment où celle-ci, prenant dans un nœud, lançait le fragment de bois sous l'établi.

Notre excellent confrère et ami M. Davaine tente tout d'abord la conservation, se réservant d'éliminer plus tard les parties sphacélées ou gênantes.

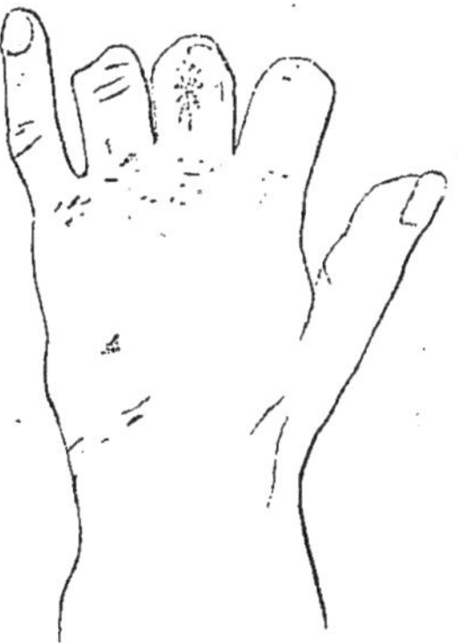

Le lendemain de l'accident, intervient M. Brissez, qui désarticule incontinent les deux dernières phalanges de l'index et du médius et ampute une portion presque aussi considérable de l'annulaire.

Pendant les semaines suivantes, surviennent des abcès du médius, dont l'un limité au côté dorsal fut largement ouvert.

Trois mois après l'accident, D...... reprend son travail comme scieur et il le continuerait encore, si l'Administration de la Compagnie du Nord ne lui avait confié le service de brigadier dans l'un des ateliers de menuiserie d'Hellemmes. Il fait ainsi tout ce que peut faire un autre menuisier ; il manie le ciseau, le rabot, la varlope, les diverses scies à main etc., et démontre au besoin le maniement de ces divers outils aux apprentis et même à quelques ouvriers malhabiles.

Il n'est guère utile d'insister sur l'importance de ce dernier fait au point de vue de l'utilisation des débris et moignons des des doigts dans les divers mouvements professionnels qu'impose le travail du bois. Une grande bonne volonté, un peu d'énergie, une certaine intelligence de la situation et quelques tâtonnements, telles sont les conditions, qui permettent de réaliser une sorte d'adaptation des débris à la fonction et de faire une suppléance à ce qui manque par ce qui reste.

Le lecteur a pu remarquer aussi parmi les observations précédentes combien peu les ouvriers blessés par la scie circulaire interrompent leur travail et de quelle façon hâtive ils recommencent à manier le dangereux outil qui les a mutilés. C'est là un détail un peu étrange dont il faut connaître l'explication.

Il est évident qu'un homme blessé est plus maladroit qu'un

homme qui ne l'est pas. Ce qui est vrai partout ne l'est pas moins ici.

Mais, il ne faut pas l'oublier, l'adresse n'est pas également nécessaire dans toutes les professions. En général il est inutile d'en exiger beaucoup d'un scieur à la scie circulaire. On en demande moins encore d'un ouvrier qui fait perpétuellement un travail toujours identiquement le même. La routine remplace l'adresse et n'est pas moins recherchée. Cette circonstance dispense le blessé d'attendre sa véritable guérison et le détermine même quelquefois, ainsi qu'on l'a vu plus haut, à ne pas interrompre son travail, même pour une plaie de quelque importance

S'il est d'ailleurs un bon motif pour éloigner un blessé de son travail, c'est bien la crainte salutaire qu'une seconde blessure s'ajoute à la première.

Or ici, ne l'oublions pas, les conditions qui préparent, favorisent, causent presque l'accident, sont remplacées du fait du pansement, par des moyens de protection, par une sorte de garantie, d'où résulte une certaine assurance de l'intéressé.

Et en effet, tous les visiteurs des scieries mécaniques sont surpris, lorsqu'ils approchent la main à quelque distance d'une scie circulaire en mouvement de constater, (pour peu que la scie ait un grand diamètre et des dents longues et bien divariquées), ils sont surpris de constater une ventilation d'une grande intensité.

S'ils laissent la main à une faible distance pendant plus longtemps, ils éprouvent un certain engourdissement, un refroidissement et, en quelque sorte, un commencement d'anesthésie. Cette sensation est encore plus marquée pour la brosse ou pour le cuir qu'emploient les polisseurs dans les ateliers de la métallurgie (1).

---

(1) Ces derniers appareils font souvent deux ou trois mille tours à la minute. Leur rapidité est telle, que les engrenages et les courroies, ne pouvant être employés pour les mettre en mouvement, on est amené à recourir à la corde de coton, dont le renouvellement est presque quotidien.

Que le temps soit plus long encore, et, la fatigue aidant, ce n'est plus seulement une notion incomplète de la sensation de contact, c'est un oubli, pour ainsi dire une perte de la notion de distance que ressent l'observateur. Il devient ainsi le sujet d'une illusion d'autant plus grande, que la perception visuelle peut moins suppléer au défaut de la sensation du tact et de la distance. La rapidité du mouvement empêche en effet de voir un danger dans cette zone indécise, à peine visible, autour du disque circulaire de la scie, qui crie quand elle entame le bois, bourdonne quand elle tourne en liberté et subit dans tous les cas des trépidations de latéralité, de petits déplacements transversaux, aussi manifestes que possible. Cette zone à peine visible semble comme un léger nuage de poussière soulevée par la rapidité du mouvement et parfaitement cachée par la sciure au moment du travail. Cette zone n'en n'est pas moins celle des dents de la scie.

C'est tellement vrai qu'un chef d'atelier de Lille y fut pris il y a quelques années le jour même de l'installation de la scie circulaire dans son propre atelier. Voulant démontrer le maniement de l'outil à ses ouvriers, il ne vit pas la zone des dents de la scie, il ne sut pas apprécier la distance qui l'en séparait ; et subit cette espèce d'entraînement sur lequel il nous reste à dire un mot.

On vient de voir comment l'action mécanique de la scie détermine sur la main qui en approche, d'abord de la fraîcheur, puis du refroidissement, puis encore de l'insensibilité, un peu d'engourdissement et une certaine maladresse. Ceux qui auront voulu s'en rendre compte par eux-mêmes apprécieront jusqu'à quel point on peut employer l'expression d'« entraînement ».

Ce mot est à ce point justifié que, dans les ateliers bien administrés et suffisamment surveillés, il n'arrive jamais que l'ouvrier soumette une grande pièce jusqu'au bout à l'action d'une grande scie circulaire en se servant des mains directement. Toujours il arrive que la pièce est manœuvrée d'abord par les mains tout simplement ; mais ensuite, alors que la pièce est presque divisée et qu'il faudrait approcher les mains, la proximité de l'instrument inspire une telle appréhension, que toujours la pièce est poussée à l'aide d'un intermédiaire ou conduite par un instrument tuteur, par une pièce guide, mais jamais directement par la main.

Ce mot d'entraînement n'est pas de trop, — bien entendu lorsqu'il s'agit des grandes scies mues par la vapeur : — il est bien connu des intéressés qui le redoutent surtout au moment de la fatigue.

C'est d'ailleurs une sensation très analogue à celle que connaît si bien le personnel des chemins de fer. Au moment du passage d'un train, l'homme qui est à distance n'est nullement influencé, celui qui s'approche constate le fait de la ventilation, celui qui est trop près subit un véritable entraînement : on voit son corps se pencher inconsciemment vers le train qui passe, puis se redresser brusquement et se pencher aussitôt en sens inverse à l'instant où le train est passé (1). C'est pour ce motif que le personnel des chemins de fer évite habituellement le voisinage trop immédiat des trains en marche. On voit ainsi les hommes se garer à distance, s'arrêter, ou prendre un point d'appui immobile, ne serait-ce que par la vue. S'ils marchent dans le même sens, ils se gardent bien de porter les yeux vers un train en marche : ils craignent trop de subir l'entraînement.

Cette sensation étrange, qu'il faut avoir éprouvé pour la bien apprécier, se retrouve près des grandes scies circulaires pourvues de longues dents divariquées. Dans le premier cas, l'entraînement porte sur le corps entier : dans le second, il porte sur une partie déterminée.

Ces faits étant établis, il est clair que la présence d'un pan-

---

(1) Le lecteur, qui voudra s'en rendre compte, fera bien de se souvenir qu'il faut une proximité assez grande, un train à marche assez rapide, et d'une assez grande longueur. L'action est généralement plus marquée encore pour le sujet qui regarde le train en marche sans se munir d'aucun point d'appui supplémentaire.

sement, comparable à celle d'un gant, constitue une circonstance de la plus grande importance.

Dans ces conditions, la ventilation est moins bien perçue, le refroidissement n'est guère plus possible, ni l'engourdissement, ni ce commencement d'anesthésie, qui vient ensuite.

Les préliminaires faisant défaut, l'entraînement devient irréalisable.

Le blessé trouve dans son pansement un moyen de protection, une sorte de garantie. C'est de là qu'il tire son assurance.

C'est le motif de la reprise hâtive de son dangereux travail (1).

Avant d'achever cette partie de notre étude, nous voulons faire encore quelques réserves relativement aux appréciations portées par l'honorable M. Layet, dont le livre, recommandable à tant de titres, ne saurait être oublié dans ses affirmations lorsqu'elles diffèrent de nos observations.

Nous n'avons jamais observé qu'une scie, eût-elle des dents très fines et très aiguisées, fût-elle douée d'un mouvement très rapide, opérât dans les tissus une section aussi nette que celle qui est le résultat d'une amputation. Nous nous garderons de considérer le fait comme impossible. Il suffit de rappeler l'observation VIII. La scie de 22 est l'une des plus petites des menuiseries. Les deux confrères appelés à faire la suture aussitôt après l'accident sont de ceux dont le soin et l'habileté ne peuvent être mis en cause. Aucun commencement de réunion n'a cependant pu être obtenu. Ce fait est loin de prouver en faveur de la netteté de la plaie.

Lorsque la scie est pouvue de dents très longues et très

(1) C'est encore partiellement le motif de l'habitude qu'ont les blessés, de conserver une sorte de gant longtemps après leur guérison. Mais nous croyons que leur principal motif est encore le désir de se soustraire à la pénible impression de refroidissement que cause une ventilation plus ou moins continuée pendant dix ou onze heures chaque jour.

larges, et animée d'une vitesse de rotation ou de va-et-vient moins considérable (A. Layet) nous n'avons jamais observé les véritables symptômes des plaies contuses.

Sans doute, les lambeaux sont nombreux et déchiquetés; mais aucun ne se sphacèle, aucun ne présente l'aspect ecchymotique; le pourtour de la plaie n'est nullement contusionné; la douleur spontanée et la sensibilité au contact ne sont pas ordinairement en rapport avec la dilacération parfois très étendue des tissus.

Si l'on voulait chercher un terme de comparaison, on le trouverait un peu moins inexact dans les bords des plaies par arrachement.

Nos observations ne confirment pas non plus l'appréciation de M. Layet relativement à l'absence d'hémorrhagie, qui s'expliquerait par l'obturation immédiate de l'artère, que la scie ne divise pas nettement. Dans bien des cas l'hémostase n'a pu être obtenue que par la ligature et toujours nous avons été frappé de l'abondance de l'hémorrhagie en nappe : aussi avons-nous pris l'habitude d'y pourvoir par l'application d'épaisses couches de gaze phéniquée pendant les premiers jours.

Dans la marche de ces plaies, un détail de quelque intérêt est la tuméfaction énorme de toute la région à partir du troisième et jusque vers le huitième jour. On peut la comparer à celle que nous avons signalée à une certaine période des plaies par usure ou coups de meule.

A la fin de cette période, nous avons toujours eu la bonne fortune d'observer le rapprochement et la réunion rapide et facile de tous les lambeaux faits par la scie. Nous n'avons pas encore eu d'inflammation profonde de la main, de suppuration des gaînes tendineuses, de phlegmon étendu du bras, toutes complications signalées par M. Layet.

Il est vrai que, loin de considérer l'emploi des irrigations froides et continues comme le meilleur traitement, nous avons voulu nous en tenir au pansement de Lister.

IV.

Coups de machines à raboter.

Si les plaies déterminées par la scie sont peu connues, celles que font les machines à raboter paraissent l'être moins encore.

Dans les divers modèles, que nous connaissons, des lames, (habituellement au nombre de deux), dites «fers» passent successivement et avec une rapidité de douze à quinze cents et même deux ou quatre mille fois à la minute à la surface d'une pièce de bois.

Ici, la distance de l'axe de rotation au bord de chaque lame est beaucoup plus minime. Aussi n'y a-t-il pas toujours la même ventilation, le même refroidissement, le même entraînement que près de la scie circulaire. C'est probablement le motif de la rareté beaucoup plus grande des accidents.

Le fait suivant peut servir de type pour les plaies minimes, de beaucoup les plus rares parmi celles que produisent les machines à raboter le bois.

Obs. XVII. — Le 5 avril 1882, le friseur (raboteur spécial), M..., Alexandre, âgé de 22 ans, de Fives, est atteint par les fers en avançant la main trop près, dans le but d'enlever les copeaux.

Il en résulte trois plaies par instrument tranchant, presque parfaitement parallèles entre elles et limitées à la partie radiale de la face dorsale du deuxième métacarpien droit. Les tendons ne sont pas intéressés. La plaie la plus inférieure pénètre d'environ un millimètre dans le tissu osseux. La moyenne touche le périoste sans le franchir. La supérieure est limitée aux parties molles.

La sensibilité de la plaie est très vive.

L'hémorragie est assez copieuse ; mais aucune ligature n'est indiquée.

Le pansement listérien est appliqué comme il a été décrit plus haut. Il est renouvelé le 6 et le 8.

Le 10, cet homme quitte tout pansement pour se marier.

L'observation ne put être continuée et il n'a pas été possible de savoir dans quelle mesure la guérison par première intention a pu être obtenue.

A côté de cette observation se place tout naturellement la relation d'une plaie très analogue, observée chez un ouvrier de la métallurgie.

L'instrument vulnérant est formé de lames parallèles d'un côté comme de l'autre. Mais tandis que la machine à raboter est pourvue de deux lames, la fraise est pourvue de douze à vingt ou vingt-cinq lames de l'acier le plus dur. Cet outil tire son nom du fruit de fraisier, dont il a la configuration générale, mais dont la surface est pourvue non pas de graines, mais bien de lames disposées dans le sens de la ligne génératrice, et par conséquent convergeant vers chacun des deux pôles à la manière des méridiens d'une sphère (1).

Obs. XVIII.—Le 11 janvier 1881, le tourneur D..., Louis, âgé de 21 ans, d'Hellemmes, est atteint d'un coup de fraise par un mécanisme qu'il ne peut expliquer.

Il en résulte sur la face dorsale du pouce droit une série de cinq

(1) Cet instrument, mis en mouvement par la vapeur, est destiné à creuser une gouttière dans une pièce d'acier.

plaies parallèles présentant avec la plus grande netteté les caractères des plaies par instrument tranchant. Les phalanges unguéale et métacarpienne sont profondément sectionnées ; mais aucun des fragments ainsi soulevés n'est complètement détaché. L'articulation phalango-phalangettienne est ouverte par deux des plaies.

L'hémorragie, très copieuse, est modérée par une légère compression aidée de l'interposition d'ouate exprimée après immersion dans l'eau phéniquée double. Aucune ligature n'est nécessaire. La torsion n'est faite que pour deux artérioles.

La sensibilité est très vive ; mais pas assez cependant pour rendre impossible une tentative de rapprochement des divers lambeaux.

Ce rapprochement s'effectue et se maintient assez aisément pour rendre superflue toute suture des lambeaux.

Une bande de gaze phéniquée est appliquée immédiatement sur la peau de façon à bien assurer la coaptation des surfaces et le pansement de Lister est appliqué comme on l'a vu plus haut.

Le soir de ce premier jour, le pansement qui était taché de sang, fut renouvelé.

Ce renouvellement ne fut nécessaire qu'une seule fois le second et le troisième jour ; l'intervalle fut ensuite de deux et trois jours.

La réunion par première intention fut obtenue d'emblée pour toutes les plaies non articulaires.

La tuméfaction, très marquée au niveau de l'article, fit presque complètement défaut dans le reste du pouce.

Au niveau des plaies articulaires, un écoulement synovial fut très manifeste pendant les sept premiers jours. En même temps et par la suite, les bourgeons charnus prirent un aspect fongueux et toute la région articulaire demeura d'une vive sensibilité.

La cicatrisation était complète vers le vingt-cinquième jour.

Les mouvements spontanés, très limités au début, reparurent peu à peu, et ont acquis depuis l'accident environ la moitié de l'étendue que présentent ceux de l'articulation correspondante du pouce gauche.

Actuellement encore, il reste un certain affaiblissement de ce pouce droit.

En attendant que des faits plus nombreux soient observés,

nous croyons pouvoir admettre *provisoirement* du moins, les conclusions suivantes pour les plaies de la machine à raboter, qui ne font pas l'amputation :

Malgré le tassement et l'espèce d'arrachement que subissent les lambeaux, la réunion par première intention n'est pas irréalisable, pourvu que la plaie ne soit pas articulaire.

L'ankylose peut n'être pas complète, alors même que plusieurs plaies communiquent avec une même articulation.

La partie du membre ainsi conservée est encore plus ou moins utilisable.

Pour mieux apprécier la réserve ainsi mise à cette dernière conclusion il nous reste à rapporter trois observations de délabrements très importants, causés par la machine à raboter.

Dans les trois cas, la machine incriminée est la raboteuse dresseuse, ou machine du système de Leipsick, pour laquelle la pièce de bois est conduite, non pas automatiquement par la machine elle-même, mais bien par les mains de l'ouvrier. Régulièrement, les deux lames de cette machine-outil font quatre mille tours à la minute.

Obs. XIX. — Le 26 mars 1881, le menuisier Oscar C..., âgé de 19 ans, est atteint par une raboteuse et transporté à l'hôpital.

Aucune amputation n'est pratiquée par le chirurgien, qui se borne à exciser quelques débris de peau.

La machine a enlevé la presque totalité de l'index, dont il ne reste que dix à quinze millimètres ; la totalité du médius, dont le métacarpien est entier ; et enfin les annulaire et auriculaire avec une partie importante de leurs métacarpiens respectifs, de façon que la ligne d'amputation est oblique en haut, en allant du bord radial au bord cubital de la main.

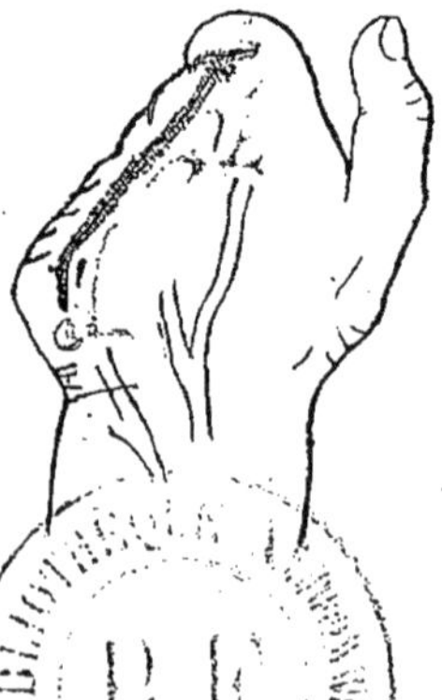

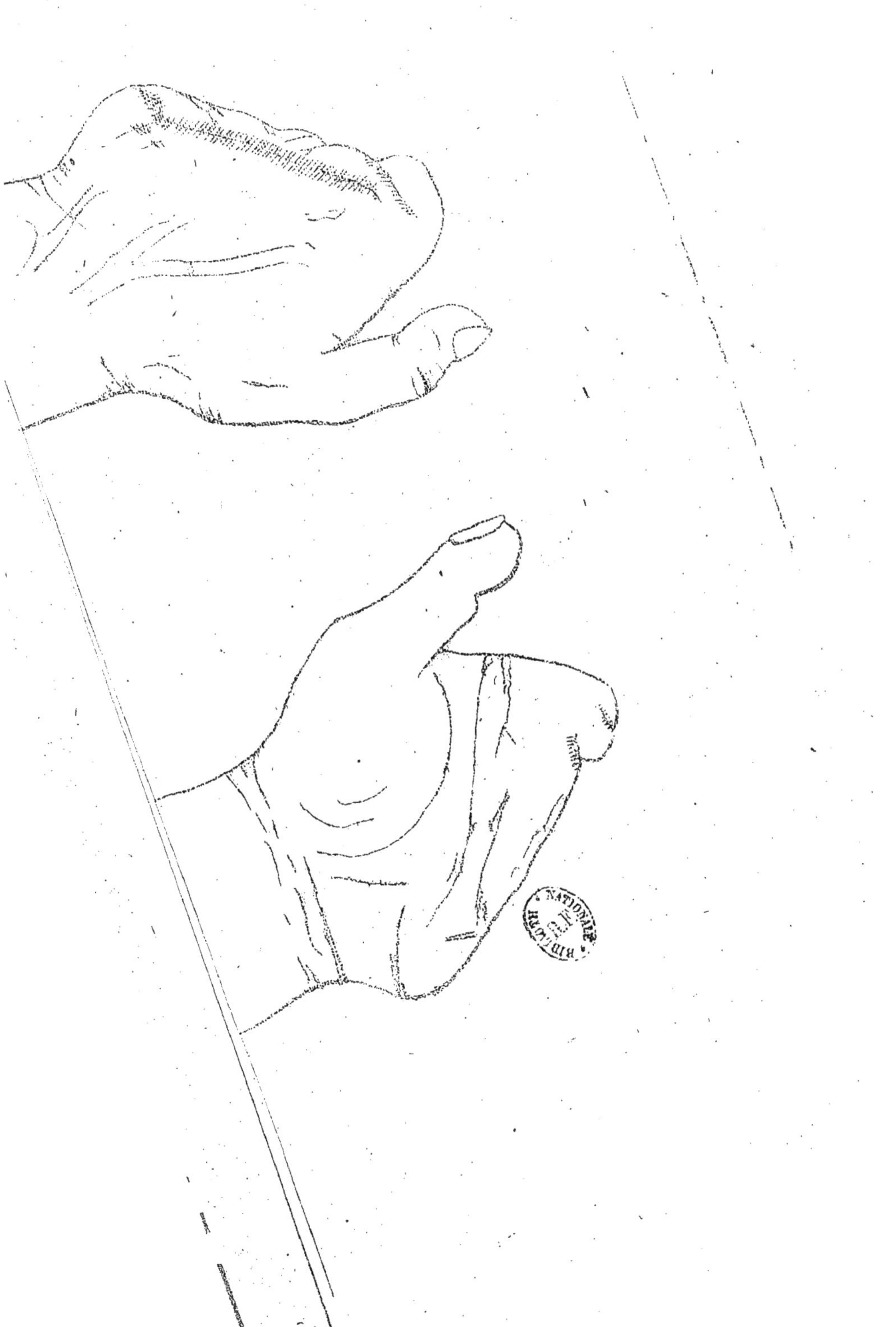

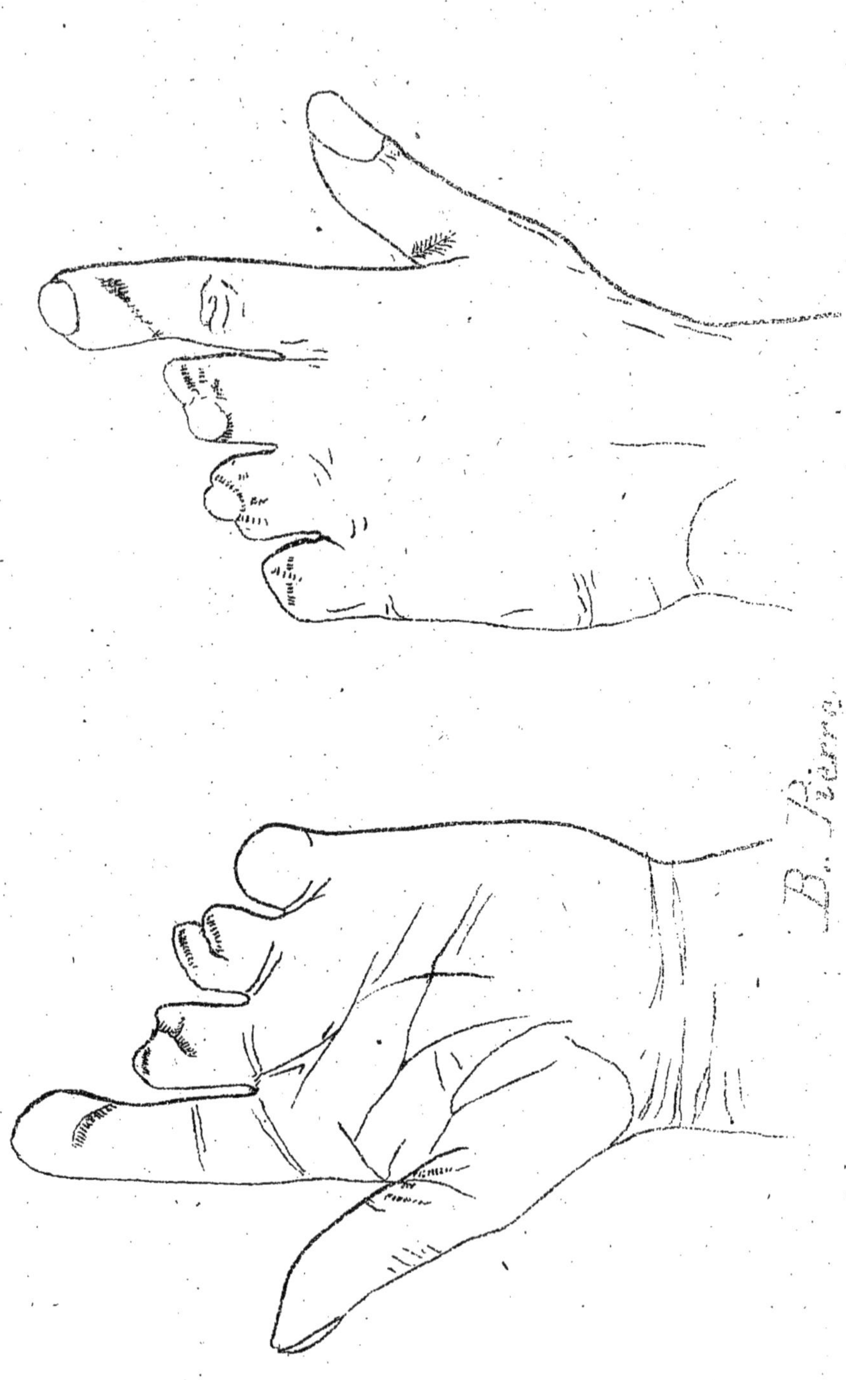

La cicatrice, siégeant toute entière sur la face dorsale, n'a rien d'irrégulier.

Sorti de l'hôpital deux mois après l'accident, cet homme est devenu marchand de beurre. Il ne se sert de cette main que pour le maniement de paniers, dont le poids est parfois très grand.

Ce qui lui reste de l'index n'est presque pas mobile. L'étendue des mouvements de ce débris ne dépasse guère un angle de 15°.

Les mouvements du pouce sont remarquablement limités. L'étendue des mouvements de l'articulation phalango-phalangettienne atteint bien régulièrement l'angle de 90°. Celle des mouvements de l'articulation métacarpophalangienne ne dépasse guère l'angle de 60°. Enfin le mouvement d'opposition du pouce est à ce point limité, que la phalange métacarpienne arrive à peine à se placer devant le second métacarpien.

Le fait précédent indique assez combien est minime le service d'une main peu exercée, et pour laquelle aucune adaptation n'a été tentée.

Le suivant démontre au contraire combien l'exercice assidu permet encore d'utiliser des débris, alors même qu'ils sont très diminués par l'ankylose. Ce fait est d'autant plus important que le sujet dont la main gauche a été mutilée comme on va le voir est le même que celui de l'obs. XV, à propos d'un coup de scie circulaire portant sur la main droite.

Obs. XX. — Pierre B...... a été atteint, en 1878, par les lames d'une raboteuse. M. Champenois pratique aussitôt la désarticulation de la seconde phalange de chacun des trois derniers doigts.

Actuellement il reste une ankylose de l'articulation phalangino-phalangettienne de l'index. Et on pourrait ajouter que tout le reste est intact, si ne se trouvait au pouce une cicatrice transversale étendue à la presque totalité de la face palmaire du pouce, au niveau de l'articulation interphalangienne.

C'est le résultat d'un coup de scie mécanique, dite « scie sauteuse », en 1855, à Paris-La-Chapelle. Chassaignac, à Lariboisière, institua le traitement. Actuellement, si l'ankylose interphalangienne est complète, l'articulation métacarpo-phalangienne du pouce est très diminuée. Habituellement placée dans l'extension, la phalange ne peut se fléchir à plus de 45°.

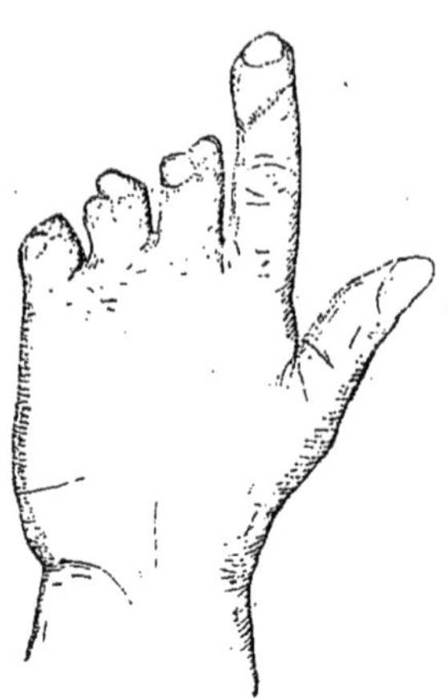

Malgré ces déplorables conditions, cet homme accomplit encore le travail d'un menuisier ordinaire. Il n'a renoncé qu'à faire des mortaises. Il aurait peu de force pour maintenir le ciseau pendant une journée entière. Mais il est considéré comme un ouvrier habile dans un établissement industriel où l'on ne construit que des bascules.

Il ne faut cependant pas trop exiger ou faire espérer un résultat aussi satisfaisant. Les conditions d'énergie, de bonne volonté et d'intelligence, dont nous avons parlé plus haut, peuvent ne pas se trouver réunies chez le même sujet.

Obs. XXI. — Le 16 janvier 1882, le scieur Eugène B...... est atteint par les lames d'une raboteuse. L'index est amputé au milieu de la phalange moyenne. Le médius, atteint en même temps, est conservé.

Pendant le temps de la réparation, aucun incident, aucune complication ne peuvent être signalés.

Mais l'état devenu définitif mérite une description sommaire.

La phalange unguéale du médius demeure habituellement dans la demi-flexion, faisant un angle de 45° avec l'axe du doigt. Dans le mouvement de flexion, cet angle devient presque droit. Les deux autres articulations de ce médius sont complètement mobiles, si on examine chacune isolément; mais leurs mouvements spontanés sont presque nuls. Si après avoir provoqué chacun de ces mouvements à l'état isolé, on cherche à les imprimer simultanément, on trouve une raideur de l'articulation métacarpienne si l'on presse sur la phalange moyenne fléchie, et on observe par ailleurs le redressement de la phalange moyenne au moment où l'on complète la flexion de la phalange métacarpienne.

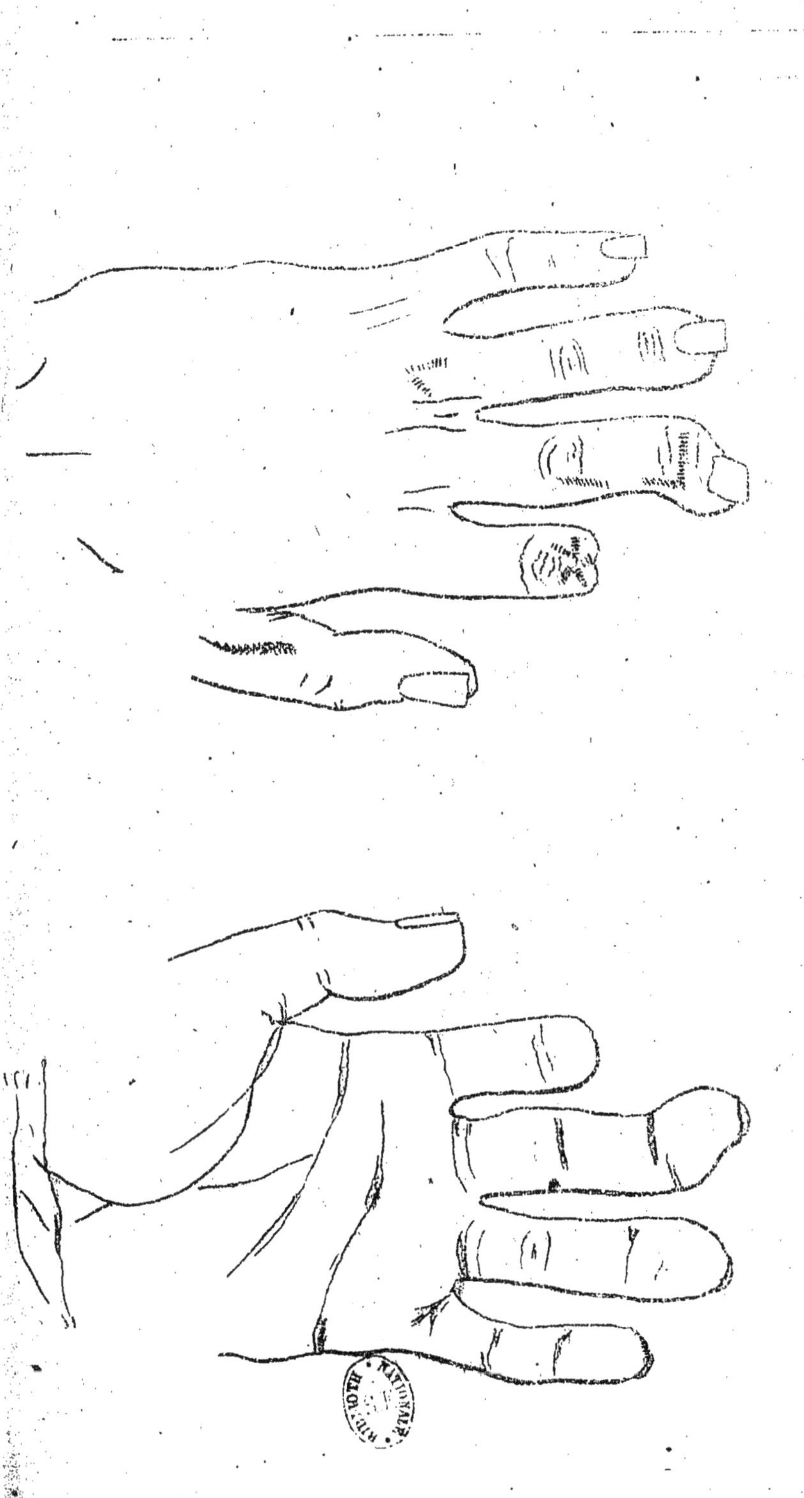

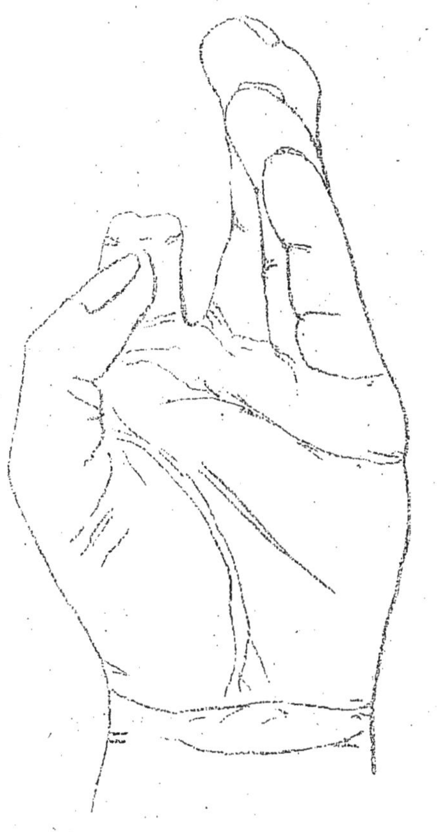

B Eugène

Les mouvements des deux derniers doigts (non atteints par la machine à raboter), sont à peu près nuls.

Enfin les mouvements du pouce sont aussi très limités, surtout ceux de l'articulation métacarpophalangienne, dont l'étendue ne dépasse pas l'angle de 10°. On trouve sur la face dorsale de cette articulation une cicatrice adhérente ; mais le sujet ne peut donner aucun renseignement sur ce point.

Cet homme, actuellement employé comme manœuvre, est manifestement dépourvu des ressources intellectuelles nécessaires pour utiliser sa main, dont l'atrophie est déjà manifeste.

Il serait prématuré de porter un jugement sur les résultats définitifs des dix-huit observations qui précèdent.

Il y a des restaurations, des compensations, des adaptations heureuses. Tel est le cas de l'observation VIII, dans lequel une modification apportée à un outil a suffi pour restituer à l'intéressé la possibilité de son travail. Tel est encore le sujet de l'observation XIV, qui parvint à faire son apprentissage et à devenir un bon ouvrier, malgré la mutilation et l'ankylose relatées. Tel est encore ce menuisier de l'observation XVI, dont la dextérité est inconstée des ouvriers qu'il dirige actuellement comme brigadier. Tel est surtout le sujet des observations XV et XX, atteint deux fois à la main gauche et une fois à la main droite.

Ce sont des faits de ce genre, qui justifient les tentatives de conservation, malgré l'existence de plaies profondes ou étendues. Ils nous paraissent constituer une sérieuse majorité ; mais il importe de ne pas oublier que toujours ces restaurations, ces compensations, ces adaptations demeurent incomplètes par quelque côté.

L'atrophie musculaire, tantôt plus circonscrite, tantôt plus étendue, persiste souvent pendant des mois et même des années.

La diminution de la vigueur persiste souvent par quelque côté.

Enfin, nous l'avons dit plus haut, pour réaliser ce résultat, il faut une grande bonne volonté, une certaine intelligence, quelques tâtonnements et, ajoutons-le, un temps parfois considérable.

A côté de ces faits relativement heureux, s'en trouvent d'autres, pour lesquels il est difficile de préciser la cause du mauvais résultat définitif, ou des particularités assez spéciales que nous avons relatées.

Il existe des faits analogues chez les ouvriers de la métallurgie et ailleurs. On ne saurait les perdre de vue dans une appréciation générale.

CONCLUSIONS.

Pour résumer les faits et plus spécialement ceux qui se rapportent aux plaies résultant des progrès récents de l'industrie dans le travail du bois, nous concluons :

1° Pour le traitement des plaies par instrument piquant, compliquées souvent de quelque corps étranger, il y a lieu d'appliquer le pansement de Lister sans protective et avec un artifice destiné à retarder l'occlusion de la plaie ;

2° Pour le traitement des plaies par instrument tranchant, rien n'est spécial aux plaies des ouvriers en bois ;

3° Les plaies par coups de scie (circulaire ou autre) présentent des caractères spéciaux si elles sont *directement* produites par la scie. Elles sont le résultat d'une sorte d'entraînement spécial ; sont souvent d'emblée d'une grande profondeur ; diffèrent des plaies par instrument tranchant et de celles par instrument contondant pour ressembler davantage aux bords des plaies par arrachement ; arrivent à la cicatrisation beaucoup plus rapidement que les plaies contuses ; cessent d'être un obstacle au travail, dès que la réparation est un peu avancée et donnent des résultats tardifs de nature à réserver la possibilité des compensations entre les parties perdues et celles qui sont conservées ;

4° Les plaies faites par la machine à raboter sont habituellement ou bien des amputations proprement dites, ou bien des plaies par instrument tranchant et « tassant » en même temps. Elles peuvent se réunir par première intention. S'il y a plaie articulaire, l'ankylose peut n'être pas complète. Les parties conservées peuvent encore être utilisées au point de vue de la profession des ouvriers en bois.

Lille Imp. L. Danel.

www.ingramcontent.com/pod-product-compliance
Ingram Content Group UK Ltd.
Pitfield, Milton Keynes, MK11 3LW, UK
UKHW021014220726
13924UKWH00002B/966